Blood Sugar Log

~ 24-month log book to record glucose levels
~ simple monthly set up to track daily readings
~ includes images to color for your enjoyment

Blood Sugar Tracker

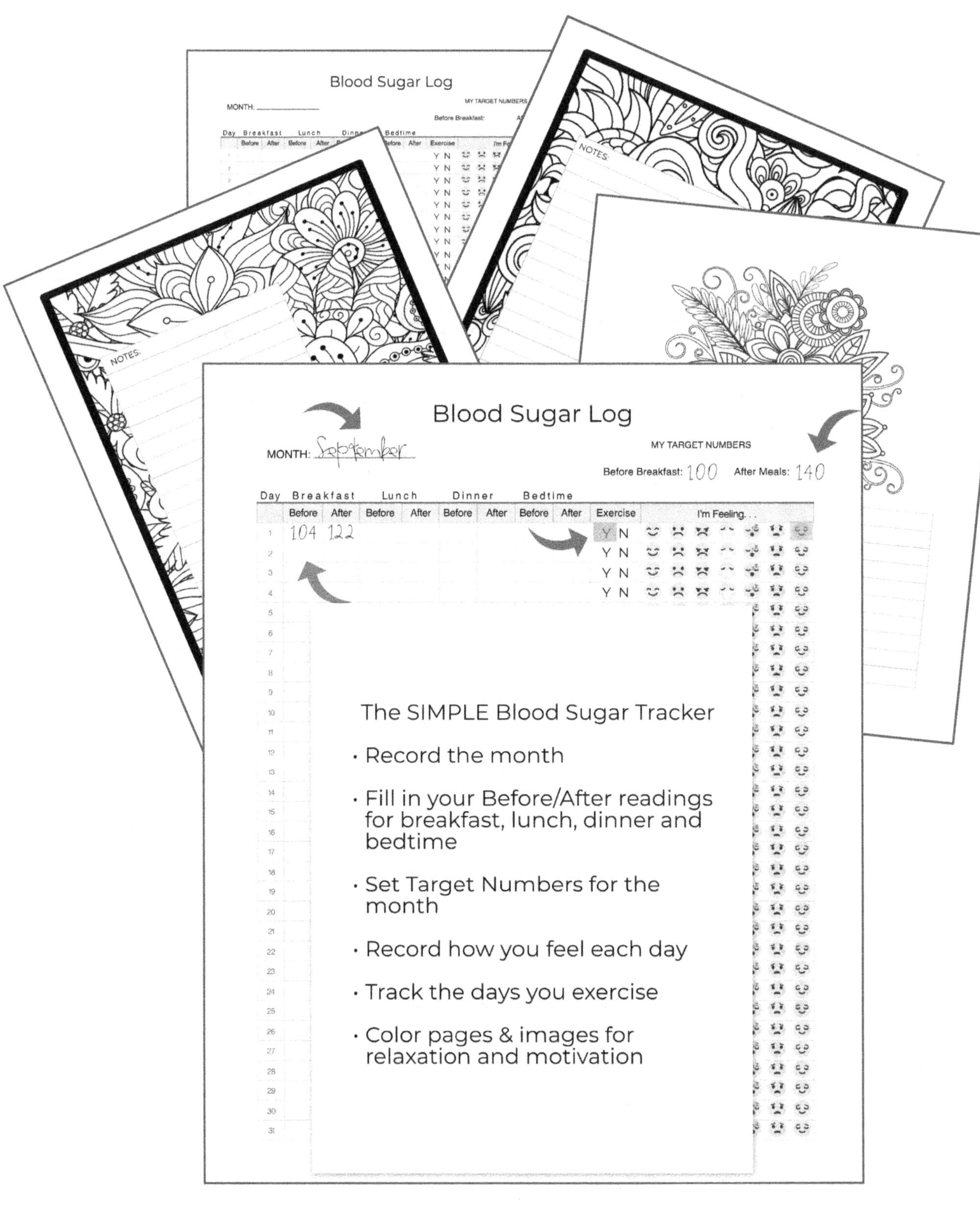

Blood Sugar Log
MONTH: September
MY TARGET NUMBERS
Before Breakfast: 100   After Meals: 140
Day   Breakfast   Lunch   Dinner   Bedtime
Before After Before After Before After Before After   Exercise   I'm Feeling. . .
1   104   122
The SIMPLE Blood Sugar Tracker
· Record the month
· Fill in your Before/After readings for breakfast, lunch, dinner and bedtime
· Set Target Numbers for the month
· Record how you feel each day
· Track the days you exercise
· Color pages & images for relaxation and motivation

This Book Belongs To

Blood Sugar Log

MONTH: _______________________

MY TARGET NUMBERS

Before Breakfast: After Meals:

Day	Breakfast Before	Breakfast After	Lunch Before	Lunch After	Dinner Before	Dinner After	Bedtime Before	Bedtime After	Exercise	I'm Feeling...
1									Y N	
2									Y N	
3									Y N	
4									Y N	
5									Y N	
6									Y N	
7									Y N	
8									Y N	
9									Y N	
10									Y N	
11									Y N	
12									Y N	
13									Y N	
14									Y N	
15									Y N	
16									Y N	
17									Y N	
18									Y N	
19									Y N	
20									Y N	
21									Y N	
22									Y N	
23									Y N	
24									Y N	
25									Y N	
26									Y N	
27									Y N	
28									Y N	
29									Y N	
30									Y N	
31									Y N	

Notes

NOTES:

Blood Sugar Log

MONTH: ___________________

Before Breakfast: After Meals:

Day	Breakfast		Lunch		Dinner		Bedtime		Exercise	I'm Feeling...
---	Before	After	Before	After	Before	After	Before	After		
1									Y N	
2									Y N	
3									Y N	
4									Y N	
5									Y N	
6									Y N	
7									Y N	
8									Y N	
9									Y N	
10									Y N	
11									Y N	
12									Y N	
13									Y N	
14									Y N	
15									Y N	
16									Y N	
17									Y N	
18									Y N	
19									Y N	
20									Y N	
21									Y N	
22									Y N	
23									Y N	
24									Y N	
25									Y N	
26									Y N	
27									Y N	
28									Y N	
29									Y N	
30									Y N	
31									Y N	

Notes

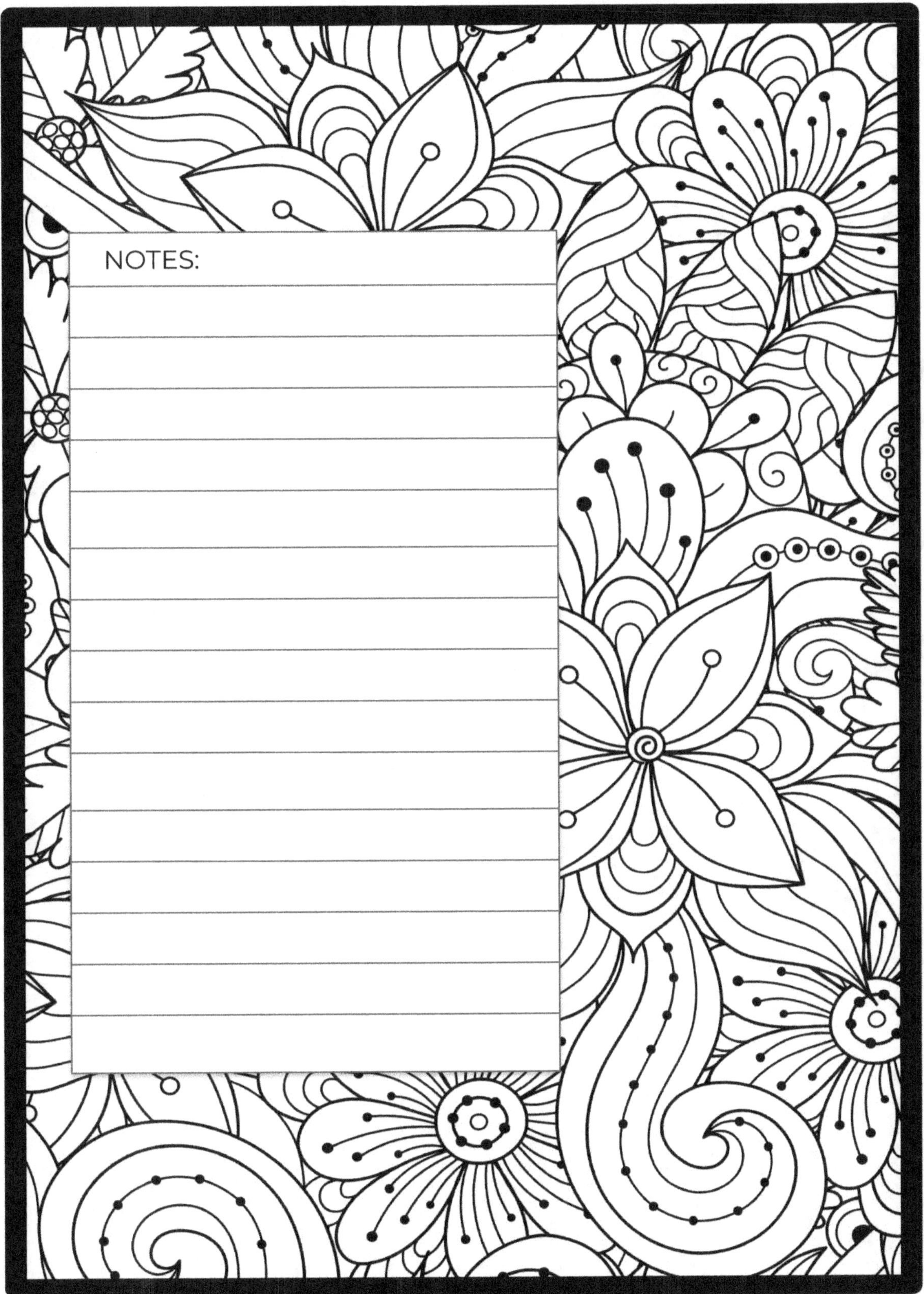

NOTES:

Blood Sugar Log

MONTH: _______________________

Day	Breakfast		Lunch		Dinner		Bedtime		Exercise	I'm Feeling...
	Before	After	Before	After	Before	After	Before	After		
1									Y N	
2									Y N	
3									Y N	
4									Y N	
5									Y N	
6									Y N	
7									Y N	
8									Y N	
9									Y N	
10									Y N	
11									Y N	
12									Y N	
13									Y N	
14									Y N	
15									Y N	
16									Y N	
17									Y N	
18									Y N	
19									Y N	
20									Y N	
21									Y N	
22									Y N	
23									Y N	
24									Y N	
25									Y N	
26									Y N	
27									Y N	
28									Y N	
29									Y N	
30									Y N	
31									Y N	

Notes

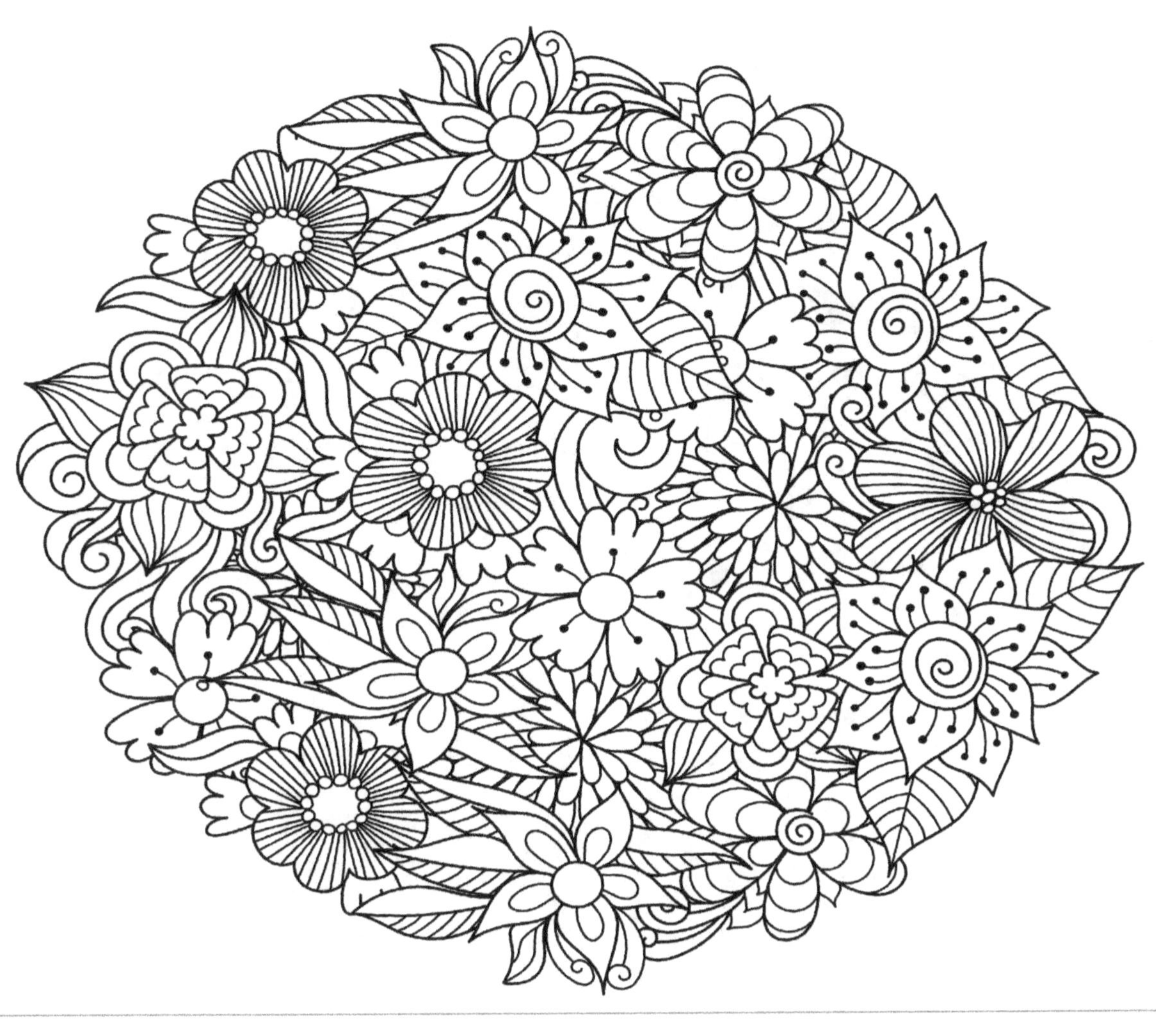

NOTES:

Blood Sugar Log

MONTH: _______________________

MY TARGET NUMBERS

Before Breakfast: After Meals:

Day	Breakfast		Lunch		Dinner		Bedtime		Exercise	I'm Feeling...
	Before	After	Before	After	Before	After	Before	After		
1									Y N	
2									Y N	
3									Y N	
4									Y N	
5									Y N	
6									Y N	
7									Y N	
8									Y N	
9									Y N	
10									Y N	
11									Y N	
12									Y N	
13									Y N	
14									Y N	
15									Y N	
16									Y N	
17									Y N	
18									Y N	
19									Y N	
20									Y N	
21									Y N	
22									Y N	
23									Y N	
24									Y N	
25									Y N	
26									Y N	
27									Y N	
28									Y N	
29									Y N	
30									Y N	
31									Y N	

Notes

NOTES:

Blood Sugar Log

MONTH: _______________________

MY TARGET NUMBERS

Before Breakfast: After Meals:

Day	Breakfast Before	After	Lunch Before	After	Dinner Before	After	Bedtime Before	After	Exercise	I'm Feeling...
1									Y N	
2									Y N	
3									Y N	
4									Y N	
5									Y N	
6									Y N	
7									Y N	
8									Y N	
9									Y N	
10									Y N	
11									Y N	
12									Y N	
13									Y N	
14									Y N	
15									Y N	
16									Y N	
17									Y N	
18									Y N	
19									Y N	
20									Y N	
21									Y N	
22									Y N	
23									Y N	
24									Y N	
25									Y N	
26									Y N	
27									Y N	
28									Y N	
29									Y N	
30									Y N	
31									Y N	

Notes

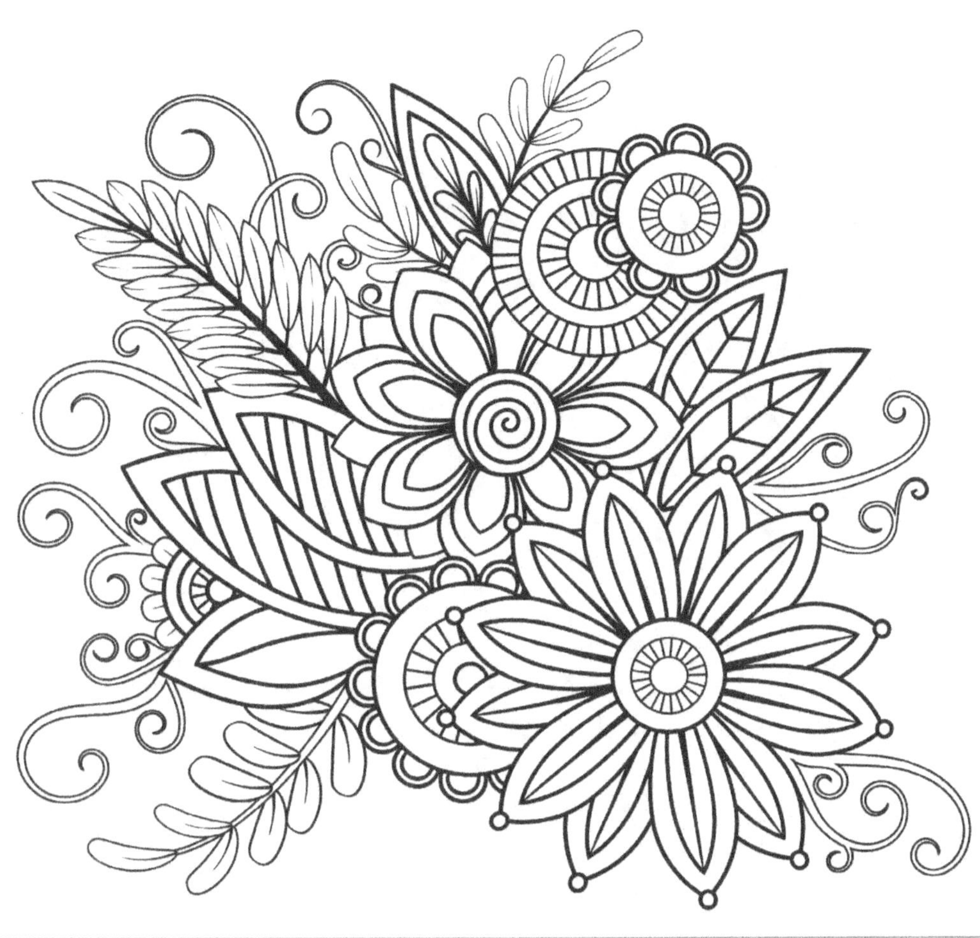

NOTES:

Blood Sugar Log

MONTH: _______________________

Day	Breakfast Before	Breakfast After	Lunch Before	Lunch After	Dinner Before	Dinner After	Bedtime Before	Bedtime After	Exercise	I'm Feeling...
1									Y N	
2									Y N	
3									Y N	
4									Y N	
5									Y N	
6									Y N	
7									Y N	
8									Y N	
9									Y N	
10									Y N	
11									Y N	
12									Y N	
13									Y N	
14									Y N	
15									Y N	
16									Y N	
17									Y N	
18									Y N	
19									Y N	
20									Y N	
21									Y N	
22									Y N	
23									Y N	
24									Y N	
25									Y N	
26									Y N	
27									Y N	
28									Y N	
29									Y N	
30									Y N	
31									Y N	

Notes

NOTES:

Blood Sugar Log

MONTH: _______________________

MY TARGET NUMBERS

Before Breakfast: After Meals:

Day	Breakfast		Lunch		Dinner		Bedtime		Exercise	I'm Feeling...
	Before	After	Before	After	Before	After	Before	After		
1									Y N	
2									Y N	
3									Y N	
4									Y N	
5									Y N	
6									Y N	
7									Y N	
8									Y N	
9									Y N	
10									Y N	
11									Y N	
12									Y N	
13									Y N	
14									Y N	
15									Y N	
16									Y N	
17									Y N	
18									Y N	
19									Y N	
20									Y N	
21									Y N	
22									Y N	
23									Y N	
24									Y N	
25									Y N	
26									Y N	
27									Y N	
28									Y N	
29									Y N	
30									Y N	
31									Y N	

Notes

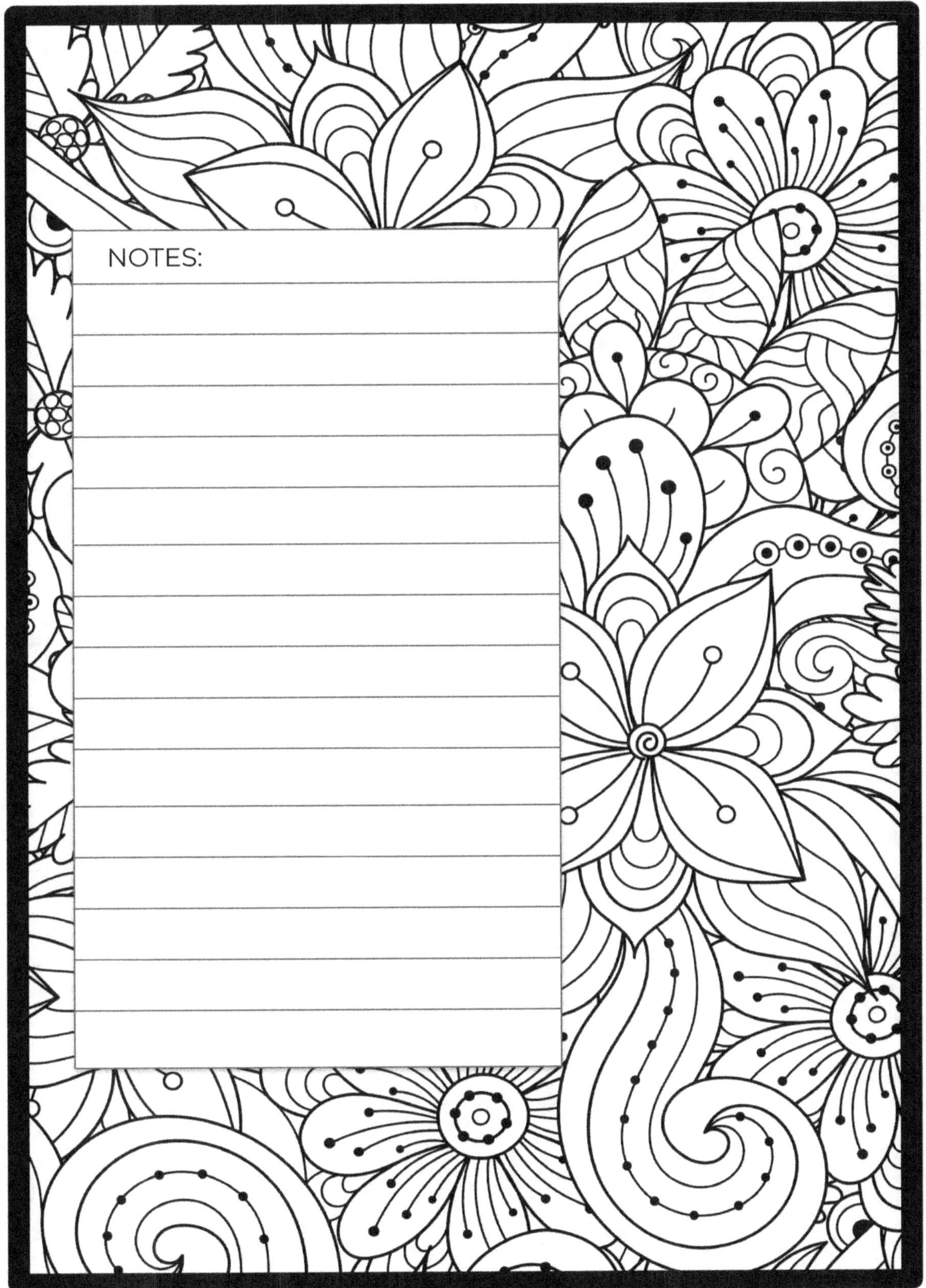
NOTES:

Blood Sugar Log

MONTH: ___________________

MY TARGET NUMBERS

Before Breakfast: After Meals:

Day	Breakfast Before	Breakfast After	Lunch Before	Lunch After	Dinner Before	Dinner After	Bedtime Before	Bedtime After	Exercise	I'm Feeling...
1									Y N	
2									Y N	
3									Y N	
4									Y N	
5									Y N	
6									Y N	
7									Y N	
8									Y N	
9									Y N	
10									Y N	
11									Y N	
12									Y N	
13									Y N	
14									Y N	
15									Y N	
16									Y N	
17									Y N	
18									Y N	
19									Y N	
20									Y N	
21									Y N	
22									Y N	
23									Y N	
24									Y N	
25									Y N	
26									Y N	
27									Y N	
28									Y N	
29									Y N	
30									Y N	
31									Y N	

Notes

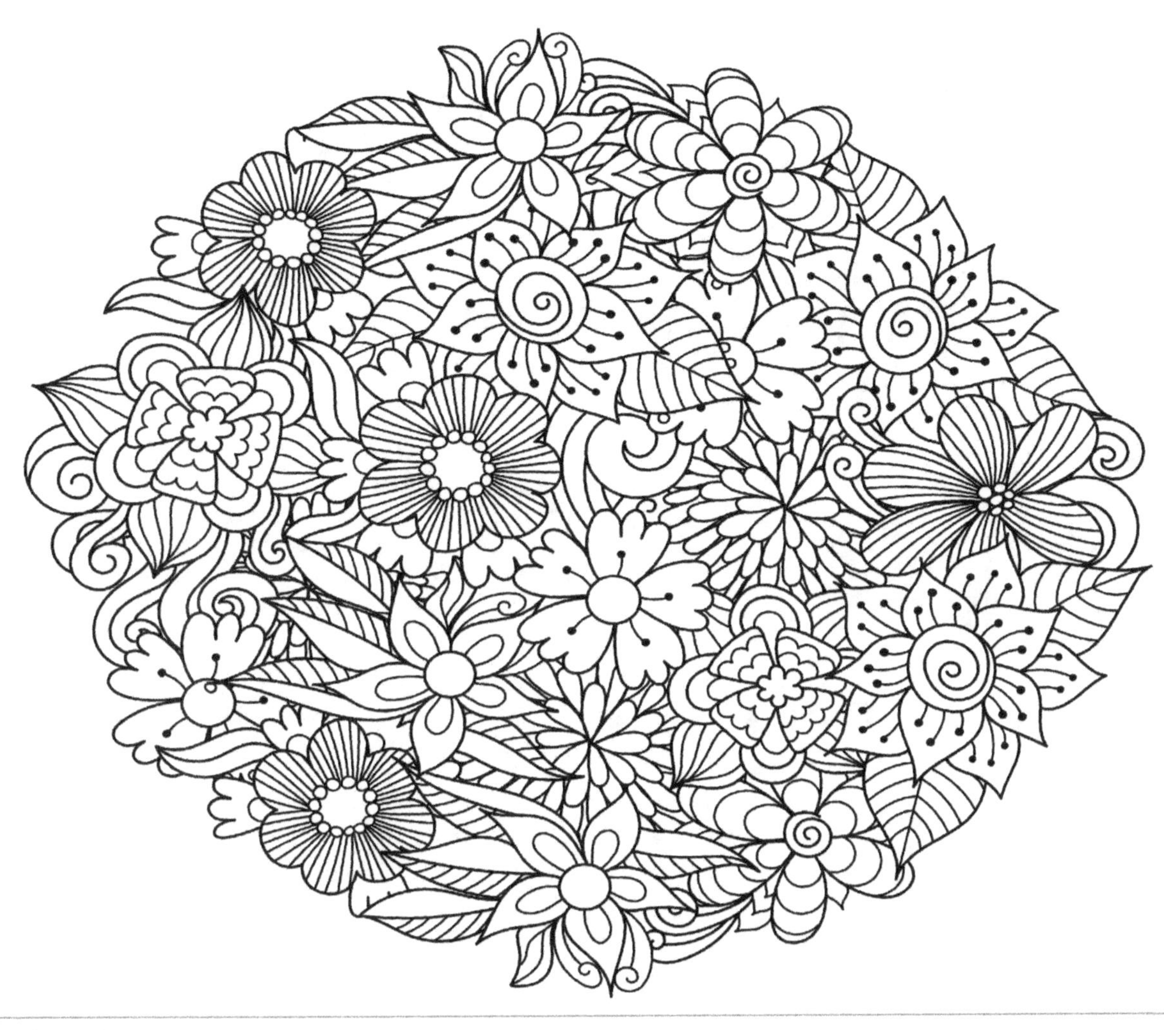

NOTES:

Blood Sugar Log

MONTH: _________________

MY TARGET NUMBERS

Before Breakfast: After Meals:

Day	Breakfast		Lunch		Dinner		Bedtime		Exercise	I'm Feeling...
	Before	After	Before	After	Before	After	Before	After		
1									Y N	
2									Y N	
3									Y N	
4									Y N	
5									Y N	
6									Y N	
7									Y N	
8									Y N	
9									Y N	
10									Y N	
11									Y N	
12									Y N	
13									Y N	
14									Y N	
15									Y N	
16									Y N	
17									Y N	
18									Y N	
19									Y N	
20									Y N	
21									Y N	
22									Y N	
23									Y N	
24									Y N	
25									Y N	
26									Y N	
27									Y N	
28									Y N	
29									Y N	
30									Y N	
31									Y N	

Notes

NOTES:

Blood Sugar Log

MONTH: _______________________

MY TARGET NUMBERS

Before Breakfast: After Meals:

Day	Breakfast Before	Breakfast After	Lunch Before	Lunch After	Dinner Before	Dinner After	Bedtime Before	Bedtime After	Exercise	I'm Feeling...
1									Y N	
2									Y N	
3									Y N	
4									Y N	
5									Y N	
6									Y N	
7									Y N	
8									Y N	
9									Y N	
10									Y N	
11									Y N	
12									Y N	
13									Y N	
14									Y N	
15									Y N	
16									Y N	
17									Y N	
18									Y N	
19									Y N	
20									Y N	
21									Y N	
22									Y N	
23									Y N	
24									Y N	
25									Y N	
26									Y N	
27									Y N	
28									Y N	
29									Y N	
30									Y N	
31									Y N	

Notes

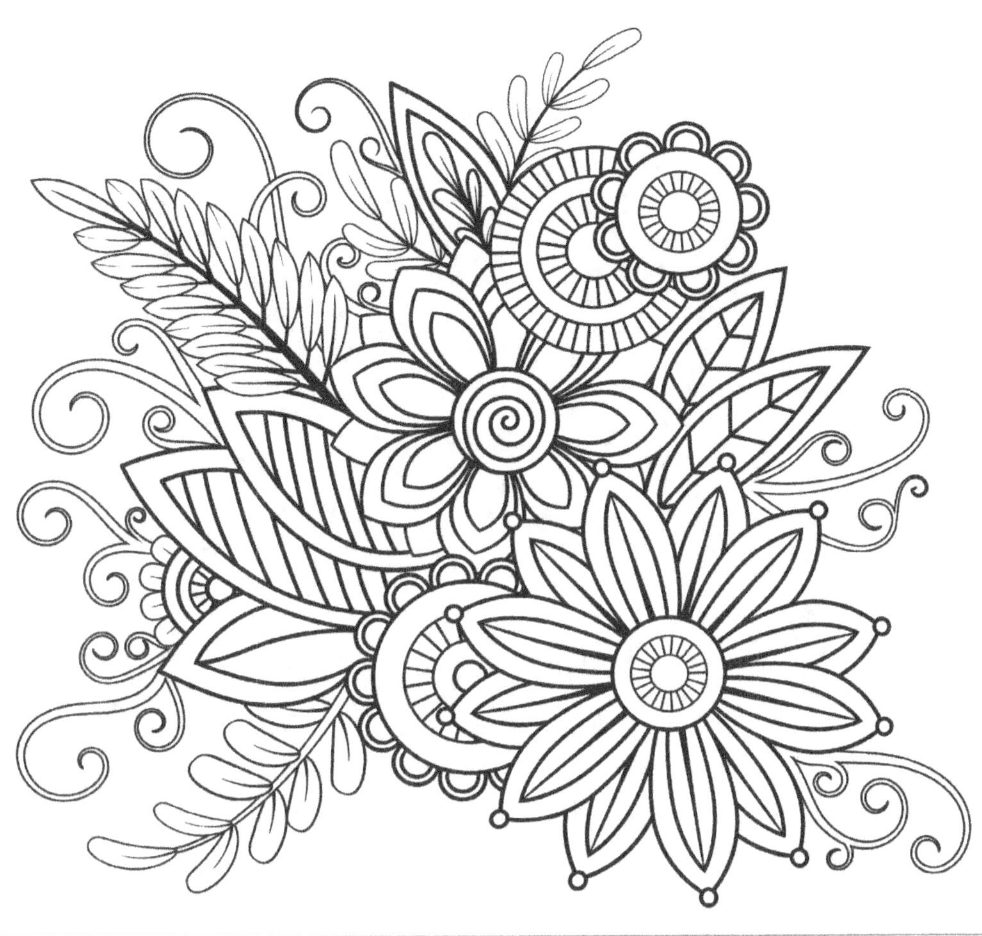

NOTES:

Blood Sugar Log

MONTH: _______________________

MY TARGET NUMBERS

Before Breakfast: After Meals:

Day	Breakfast		Lunch		Dinner		Bedtime		Exercise	I'm Feeling...
	Before	After	Before	After	Before	After	Before	After		
1									Y N	
2									Y N	
3									Y N	
4									Y N	
5									Y N	
6									Y N	
7									Y N	
8									Y N	
9									Y N	
10									Y N	
11									Y N	
12									Y N	
13									Y N	
14									Y N	
15									Y N	
16									Y N	
17									Y N	
18									Y N	
19									Y N	
20									Y N	
21									Y N	
22									Y N	
23									Y N	
24									Y N	
25									Y N	
26									Y N	
27									Y N	
28									Y N	
29									Y N	
30									Y N	
31									Y N	

Notes

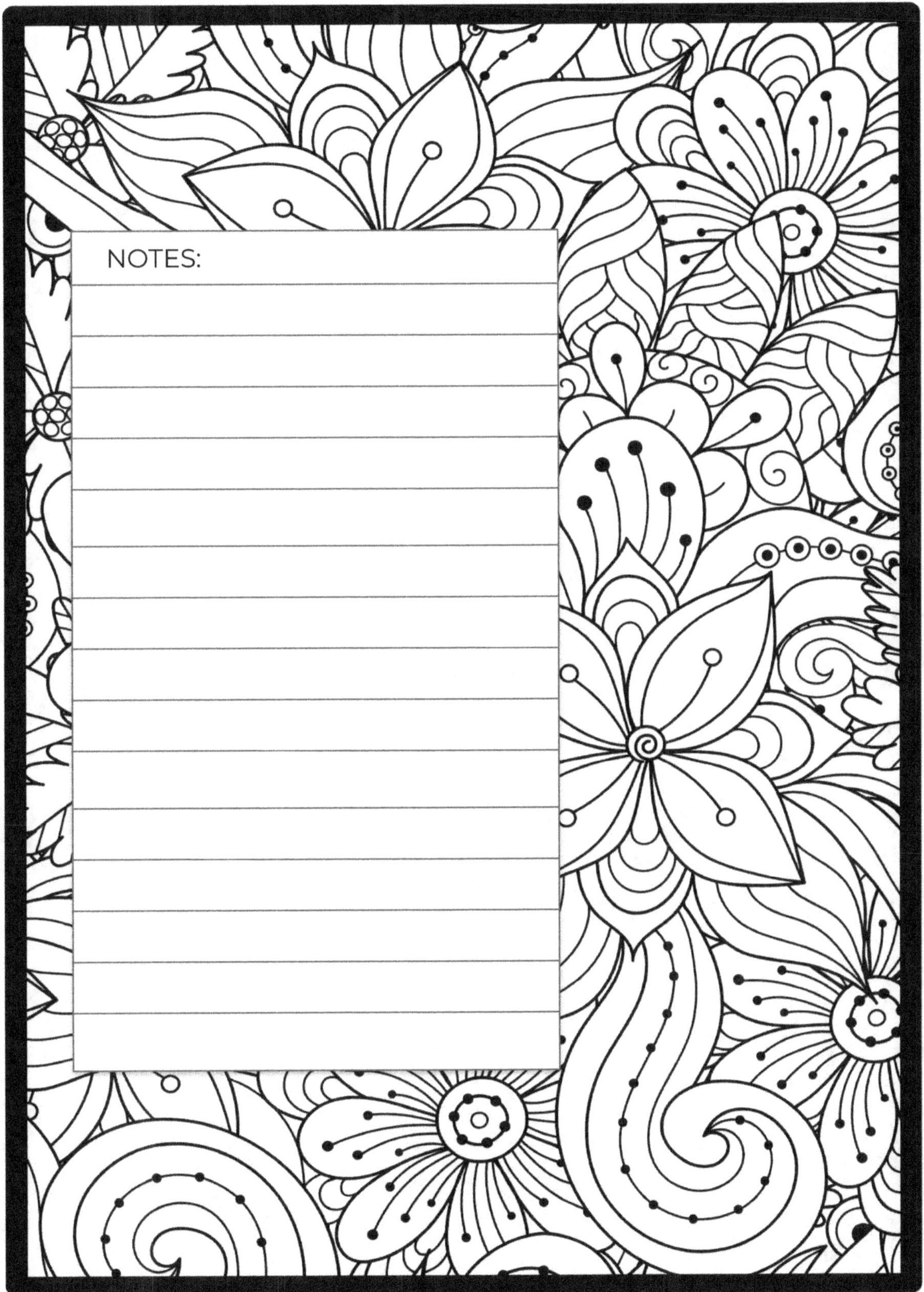
NOTES:

Blood Sugar Log

MONTH: _______________

MY TARGET NUMBERS

Before Breakfast: After Meals:

Day	Breakfast Before	Breakfast After	Lunch Before	Lunch After	Dinner Before	Dinner After	Bedtime Before	Bedtime After	Exercise	I'm Feeling. . .
1									Y N	
2									Y N	
3									Y N	
4									Y N	
5									Y N	
6									Y N	
7									Y N	
8									Y N	
9									Y N	
10									Y N	
11									Y N	
12									Y N	
13									Y N	
14									Y N	
15									Y N	
16									Y N	
17									Y N	
18									Y N	
19									Y N	
20									Y N	
21									Y N	
22									Y N	
23									Y N	
24									Y N	
25									Y N	
26									Y N	
27									Y N	
28									Y N	
29									Y N	
30									Y N	
31									Y N	

Notes

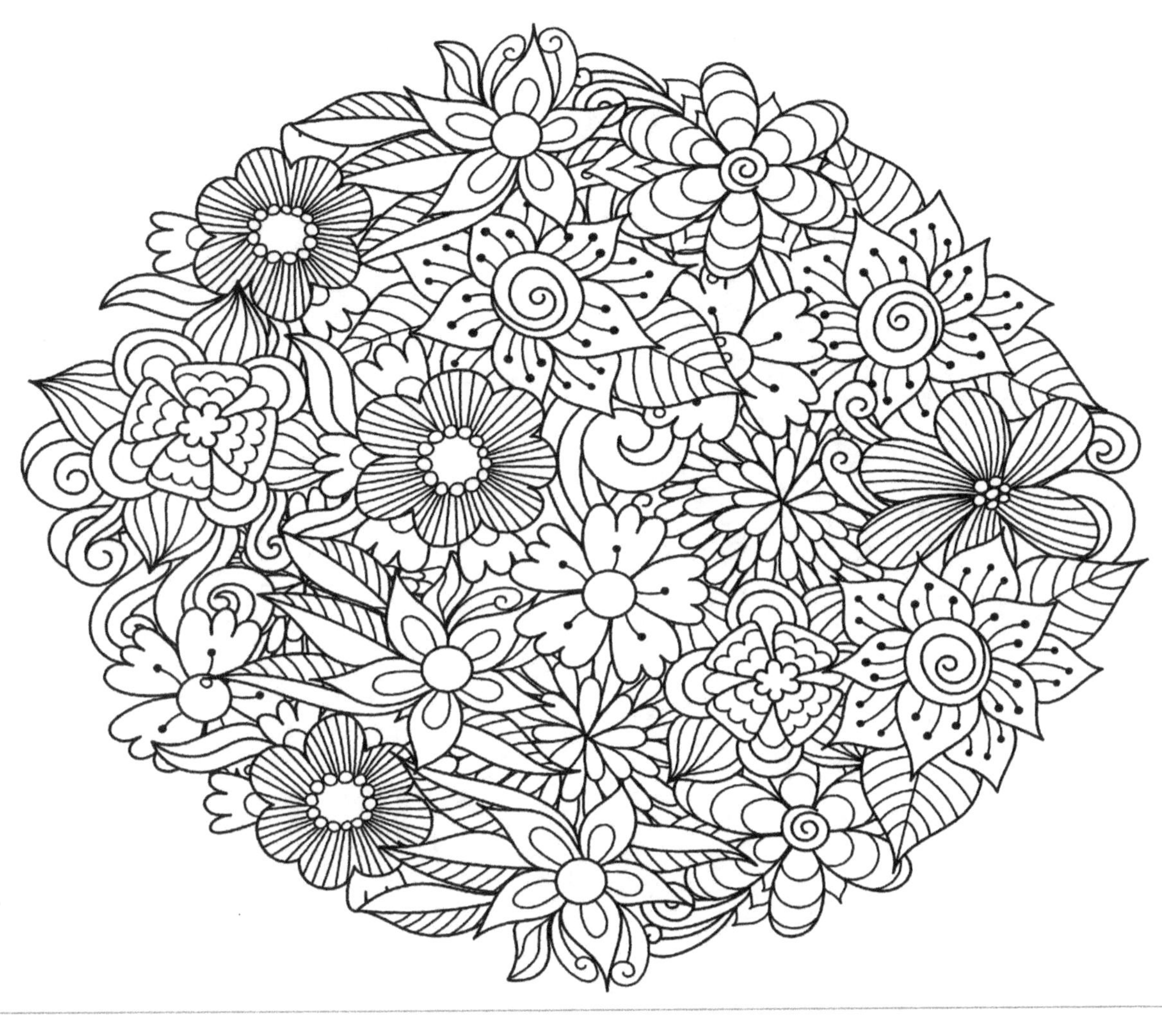

NOTES:

Blood Sugar Log

MONTH: _______________________

MY TARGET NUMBERS

Before Breakfast: After Meals:

Day	Breakfast Before	Breakfast After	Lunch Before	Lunch After	Dinner Before	Dinner After	Bedtime Before	Bedtime After	Exercise	I'm Feeling. . .
1									Y N	
2									Y N	
3									Y N	
4									Y N	
5									Y N	
6									Y N	
7									Y N	
8									Y N	
9									Y N	
10									Y N	
11									Y N	
12									Y N	
13									Y N	
14									Y N	
15									Y N	
16									Y N	
17									Y N	
18									Y N	
19									Y N	
20									Y N	
21									Y N	
22									Y N	
23									Y N	
24									Y N	
25									Y N	
26									Y N	
27									Y N	
28									Y N	
29									Y N	
30									Y N	
31									Y N	

Notes

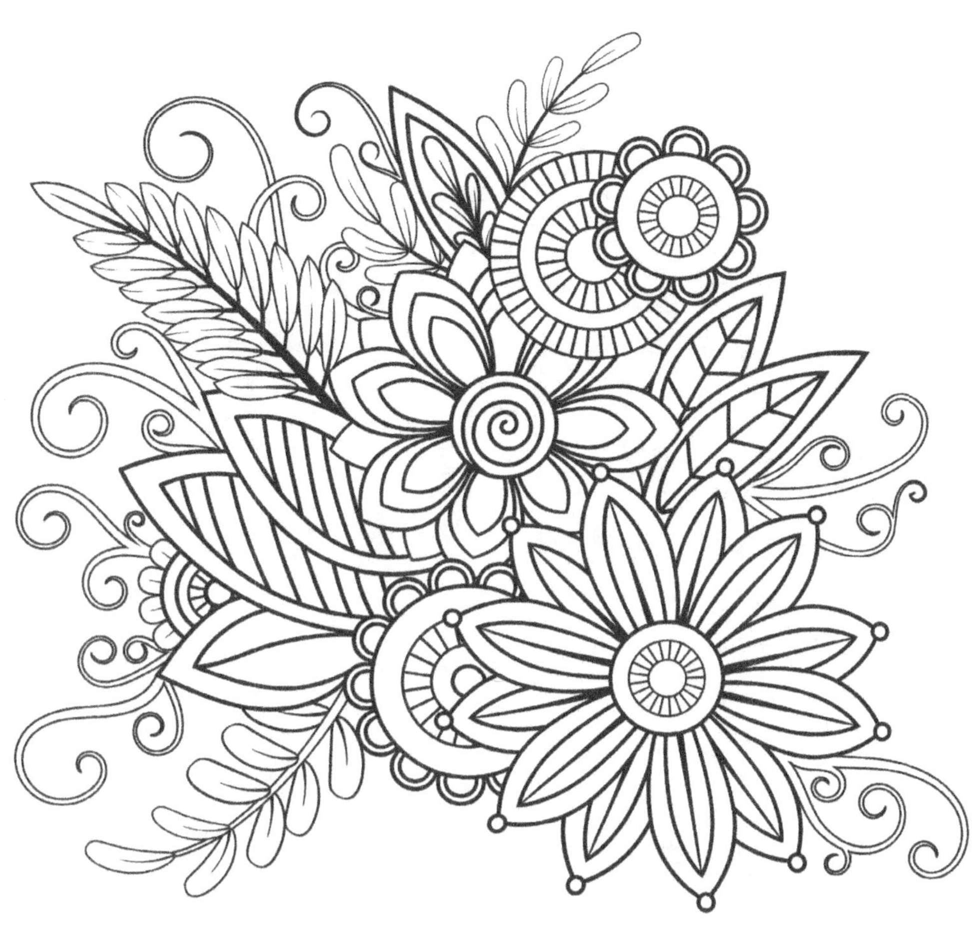

NOTES:

Blood Sugar Log

MONTH: ________________________

MY TARGET NUMBERS

Before Breakfast: After Meals:

Day	Breakfast Before	Breakfast After	Lunch Before	Lunch After	Dinner Before	Dinner After	Bedtime Before	Bedtime After	Exercise	I'm Feeling. . .
1									Y N	
2									Y N	
3									Y N	
4									Y N	
5									Y N	
6									Y N	
7									Y N	
8									Y N	
9									Y N	
10									Y N	
11									Y N	
12									Y N	
13									Y N	
14									Y N	
15									Y N	
16									Y N	
17									Y N	
18									Y N	
19									Y N	
20									Y N	
21									Y N	
22									Y N	
23									Y N	
24									Y N	
25									Y N	
26									Y N	
27									Y N	
28									Y N	
29									Y N	
30									Y N	
31									Y N	

Notes

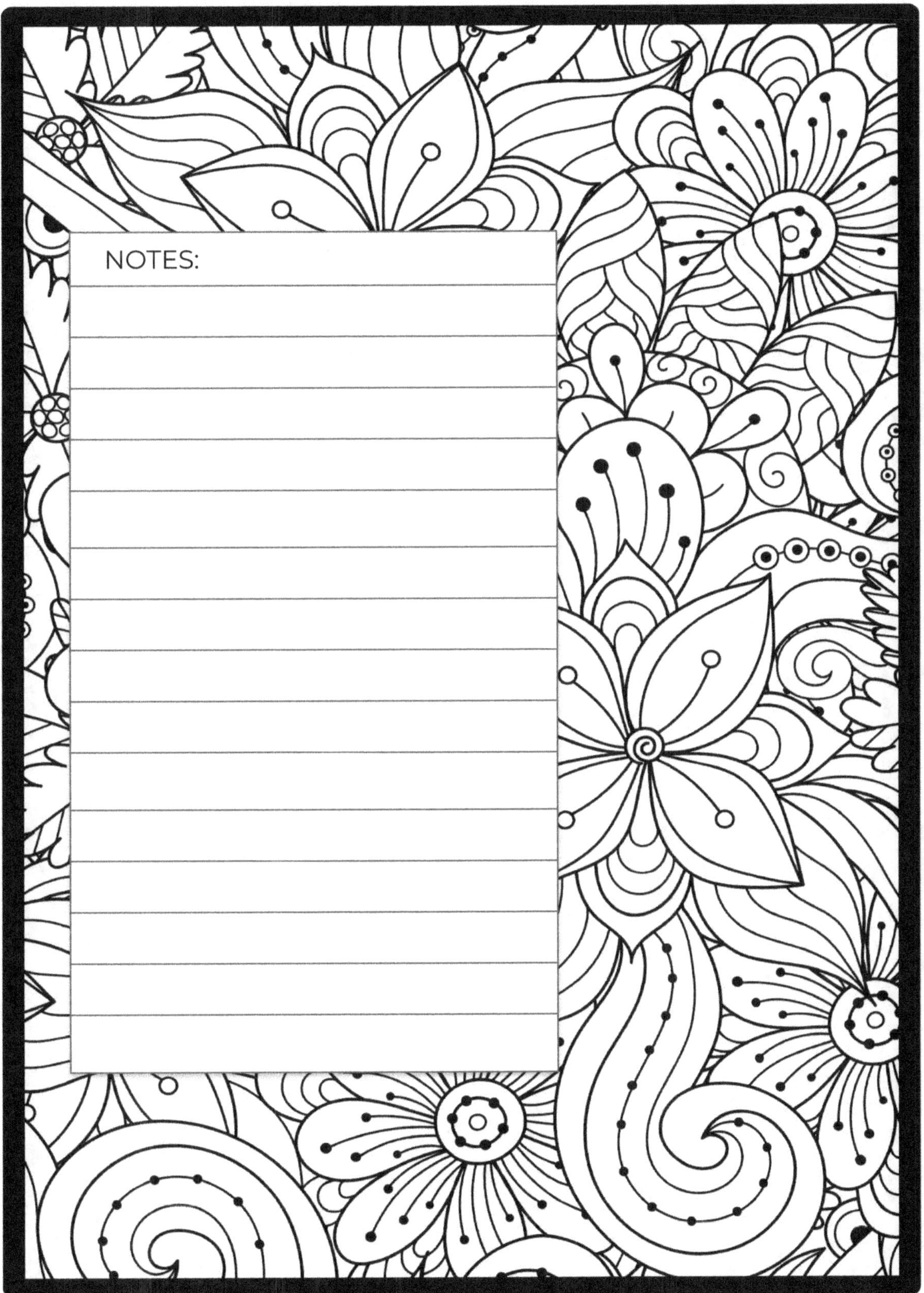

NOTES:

Blood Sugar Log

MONTH: _______________________

MY TARGET NUMBERS

Before Breakfast: After Meals:

Day	Breakfast		Lunch		Dinner		Bedtime		Exercise	I'm Feeling...
	Before	After	Before	After	Before	After	Before	After		
1									Y N	
2									Y N	
3									Y N	
4									Y N	
5									Y N	
6									Y N	
7									Y N	
8									Y N	
9									Y N	
10									Y N	
11									Y N	
12									Y N	
13									Y N	
14									Y N	
15									Y N	
16									Y N	
17									Y N	
18									Y N	
19									Y N	
20									Y N	
21									Y N	
22									Y N	
23									Y N	
24									Y N	
25									Y N	
26									Y N	
27									Y N	
28									Y N	
29									Y N	
30									Y N	
31									Y N	

Notes

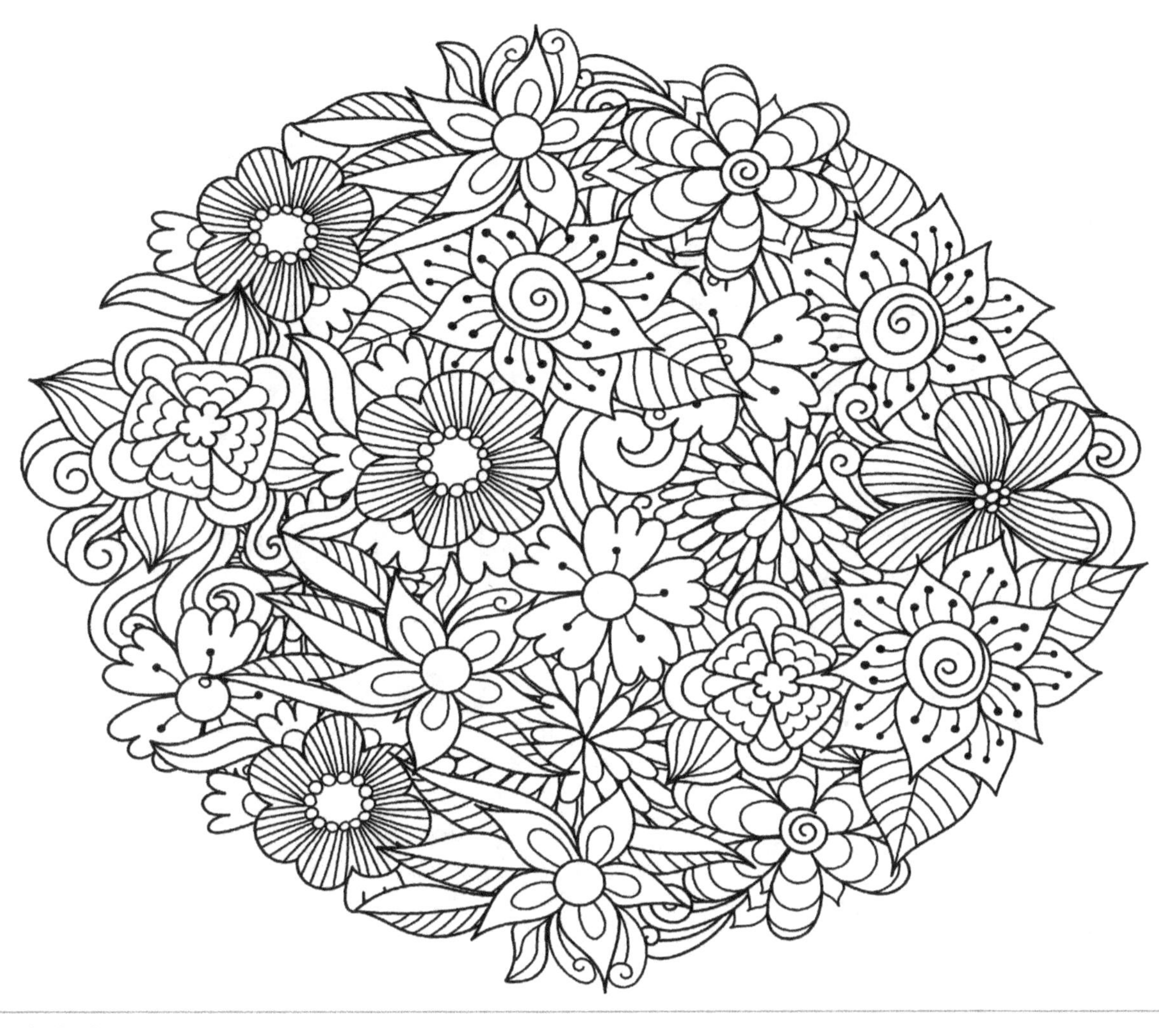

NOTES:

Blood Sugar Log

MONTH: _______________________

Day	Breakfast		Lunch		Dinner		Bedtime		Exercise	I'm Feeling...
	Before	After	Before	After	Before	After	Before	After		
1									Y N	
2									Y N	
3									Y N	
4									Y N	
5									Y N	
6									Y N	
7									Y N	
8									Y N	
9									Y N	
10									Y N	
11									Y N	
12									Y N	
13									Y N	
14									Y N	
15									Y N	
16									Y N	
17									Y N	
18									Y N	
19									Y N	
20									Y N	
21									Y N	
22									Y N	
23									Y N	
24									Y N	
25									Y N	
26									Y N	
27									Y N	
28									Y N	
29									Y N	
30									Y N	
31									Y N	

Notes

NOTES:

Blood Sugar Log

MONTH: _______________________

MY TARGET NUMBERS

Before Breakfast: After Meals:

Day	Breakfast		Lunch		Dinner		Bedtime		Exercise	I'm Feeling. . .
	Before	After	Before	After	Before	After	Before	After		
1									Y N	
2									Y N	
3									Y N	
4									Y N	
5									Y N	
6									Y N	
7									Y N	
8									Y N	
9									Y N	
10									Y N	
11									Y N	
12									Y N	
13									Y N	
14									Y N	
15									Y N	
16									Y N	
17									Y N	
18									Y N	
19									Y N	
20									Y N	
21									Y N	
22									Y N	
23									Y N	
24									Y N	
25									Y N	
26									Y N	
27									Y N	
28									Y N	
29									Y N	
30									Y N	
31									Y N	

Notes

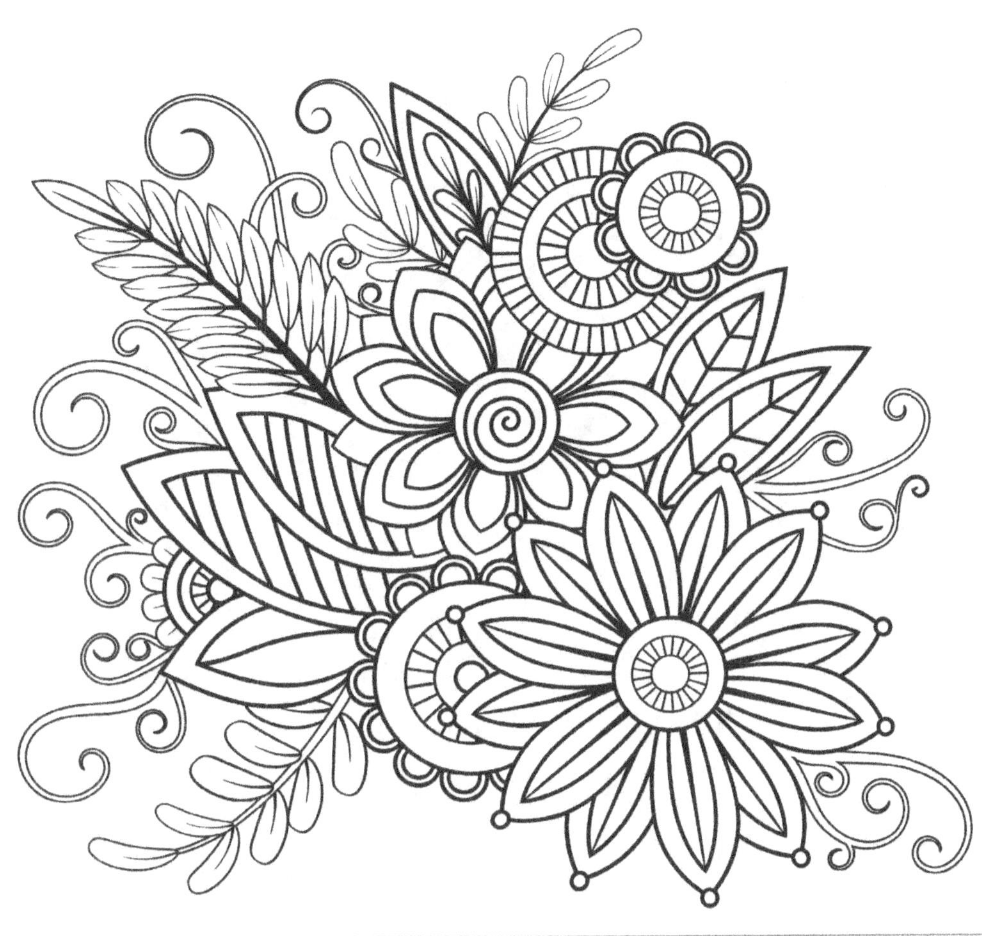

NOTES:

Blood Sugar Log

MONTH: _______________________

MY TARGET NUMBERS

Before Breakfast: After Meals:

Day	Breakfast		Lunch		Dinner		Bedtime		Exercise	I'm Feeling. . .
	Before	After	Before	After	Before	After	Before	After		
1									Y N	
2									Y N	
3									Y N	
4									Y N	
5									Y N	
6									Y N	
7									Y N	
8									Y N	
9									Y N	
10									Y N	
11									Y N	
12									Y N	
13									Y N	
14									Y N	
15									Y N	
16									Y N	
17									Y N	
18									Y N	
19									Y N	
20									Y N	
21									Y N	
22									Y N	
23									Y N	
24									Y N	
25									Y N	
26									Y N	
27									Y N	
28									Y N	
29									Y N	
30									Y N	
31									Y N	

Notes

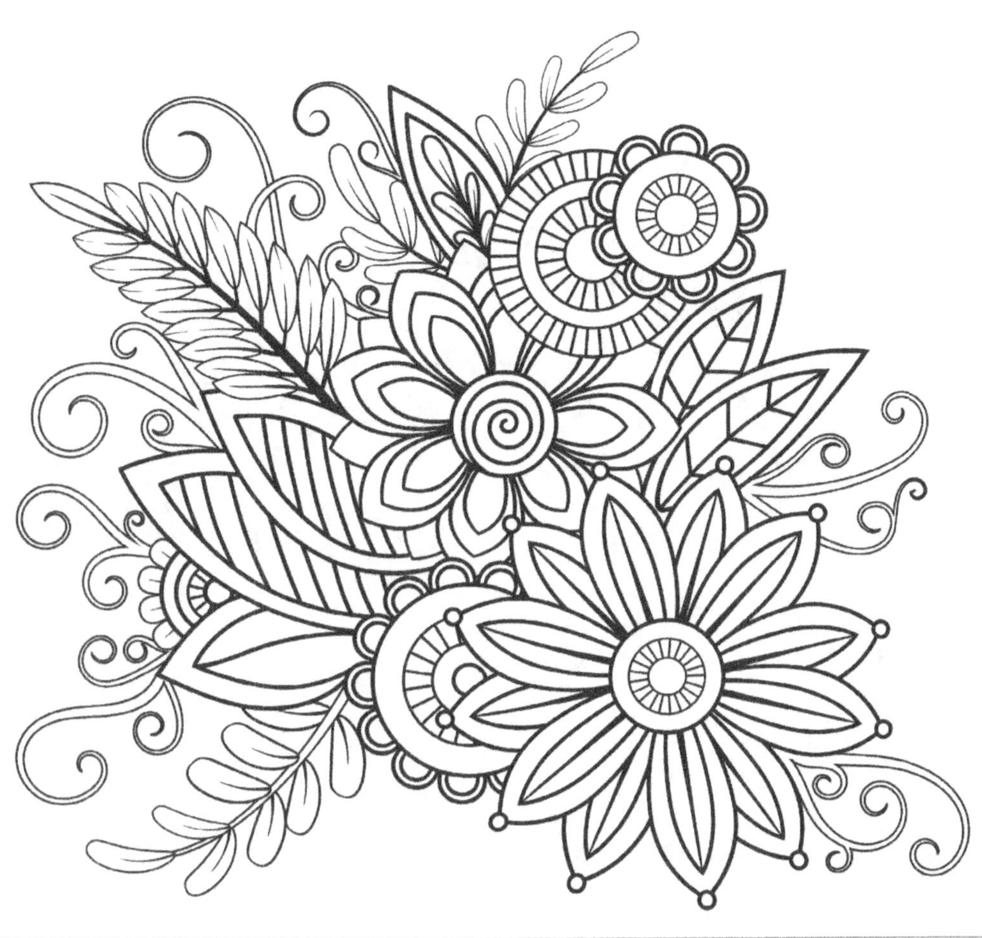

NOTES:

Blood Sugar Log

MONTH: _______________

MY TARGET NUMBERS

Before Breakfast: _______   After Meals: _______

| Day | Breakfast | | Lunch | | Dinner | | Bedtime | | Exercise | I'm Feeling... |
	Before	After	Before	After	Before	After	Before	After		
1									Y N	
2									Y N	
3									Y N	
4									Y N	
5									Y N	
6									Y N	
7									Y N	
8									Y N	
9									Y N	
10									Y N	
11									Y N	
12									Y N	
13									Y N	
14									Y N	
15									Y N	
16									Y N	
17									Y N	
18									Y N	
19									Y N	
20									Y N	
21									Y N	
22									Y N	
23									Y N	
24									Y N	
25									Y N	
26									Y N	
27									Y N	
28									Y N	
29									Y N	
30									Y N	
31									Y N	

Notes

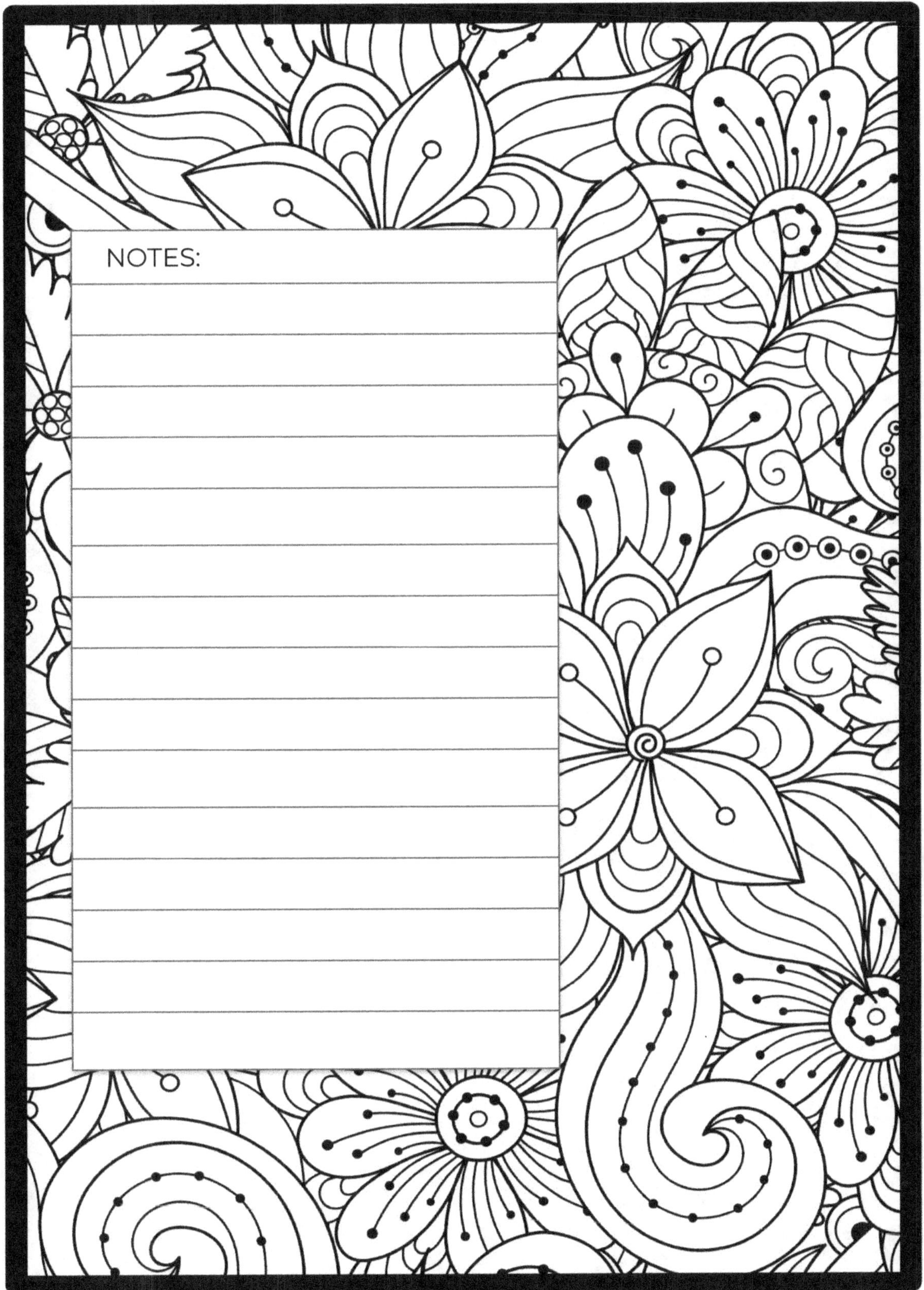

NOTES:

Blood Sugar Log

MONTH: _______________________

MY TARGET NUMBERS

Before Breakfast: After Meals:

Day	Breakfast		Lunch		Dinner		Bedtime		Exercise	I'm Feeling...
	Before	After	Before	After	Before	After	Before	After		
1									Y N	
2									Y N	
3									Y N	
4									Y N	
5									Y N	
6									Y N	
7									Y N	
8									Y N	
9									Y N	
10									Y N	
11									Y N	
12									Y N	
13									Y N	
14									Y N	
15									Y N	
16									Y N	
17									Y N	
18									Y N	
19									Y N	
20									Y N	
21									Y N	
22									Y N	
23									Y N	
24									Y N	
25									Y N	
26									Y N	
27									Y N	
28									Y N	
29									Y N	
30									Y N	
31									Y N	

Notes

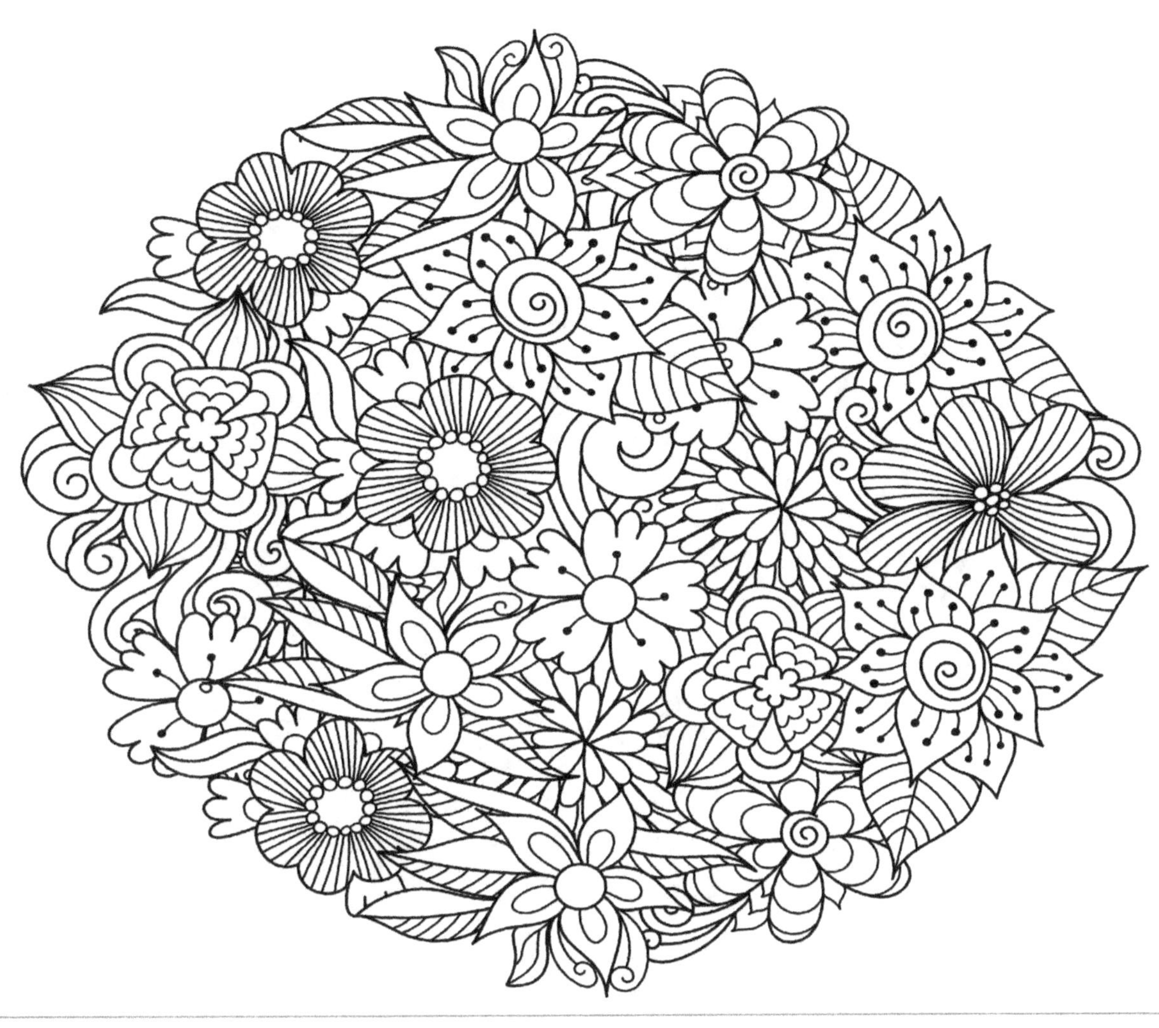

NOTES:

Blood Sugar Log

MONTH: _________________________

Day	Breakfast		Lunch		Dinner		Bedtime		Exercise	I'm Feeling...
---	Before	After	Before	After	Before	After	Before	After		
1									Y N	
2									Y N	
3									Y N	
4									Y N	
5									Y N	
6									Y N	
7									Y N	
8									Y N	
9									Y N	
10									Y N	
11									Y N	
12									Y N	
13									Y N	
14									Y N	
15									Y N	
16									Y N	
17									Y N	
18									Y N	
19									Y N	
20									Y N	
21									Y N	
22									Y N	
23									Y N	
24									Y N	
25									Y N	
26									Y N	
27									Y N	
28									Y N	
29									Y N	
30									Y N	
31									Y N	

Notes

NOTES:

Blood Sugar Log

MONTH: _______________________

MY TARGET NUMBERS

Before Breakfast: After Meals:

Day	Breakfast Before	Breakfast After	Lunch Before	Lunch After	Dinner Before	Dinner After	Bedtime Before	Bedtime After	Exercise	I'm Feeling...
1									Y N	
2									Y N	
3									Y N	
4									Y N	
5									Y N	
6									Y N	
7									Y N	
8									Y N	
9									Y N	
10									Y N	
11									Y N	
12									Y N	
13									Y N	
14									Y N	
15									Y N	
16									Y N	
17									Y N	
18									Y N	
19									Y N	
20									Y N	
21									Y N	
22									Y N	
23									Y N	
24									Y N	
25									Y N	
26									Y N	
27									Y N	
28									Y N	
29									Y N	
30									Y N	
31									Y N	

Notes

NOTES:

Blood Sugar Log

MONTH: _________________

Before Breakfast: After Meals:

Day	Breakfast		Lunch		Dinner		Bedtime		Exercise	I'm Feeling...
	Before	After	Before	After	Before	After	Before	After		
1									Y N	
2									Y N	
3									Y N	
4									Y N	
5									Y N	
6									Y N	
7									Y N	
8									Y N	
9									Y N	
10									Y N	
11									Y N	
12									Y N	
13									Y N	
14									Y N	
15									Y N	
16									Y N	
17									Y N	
18									Y N	
19									Y N	
20									Y N	
21									Y N	
22									Y N	
23									Y N	
24									Y N	
25									Y N	
26									Y N	
27									Y N	
28									Y N	
29									Y N	
30									Y N	
31									Y N	

Notes

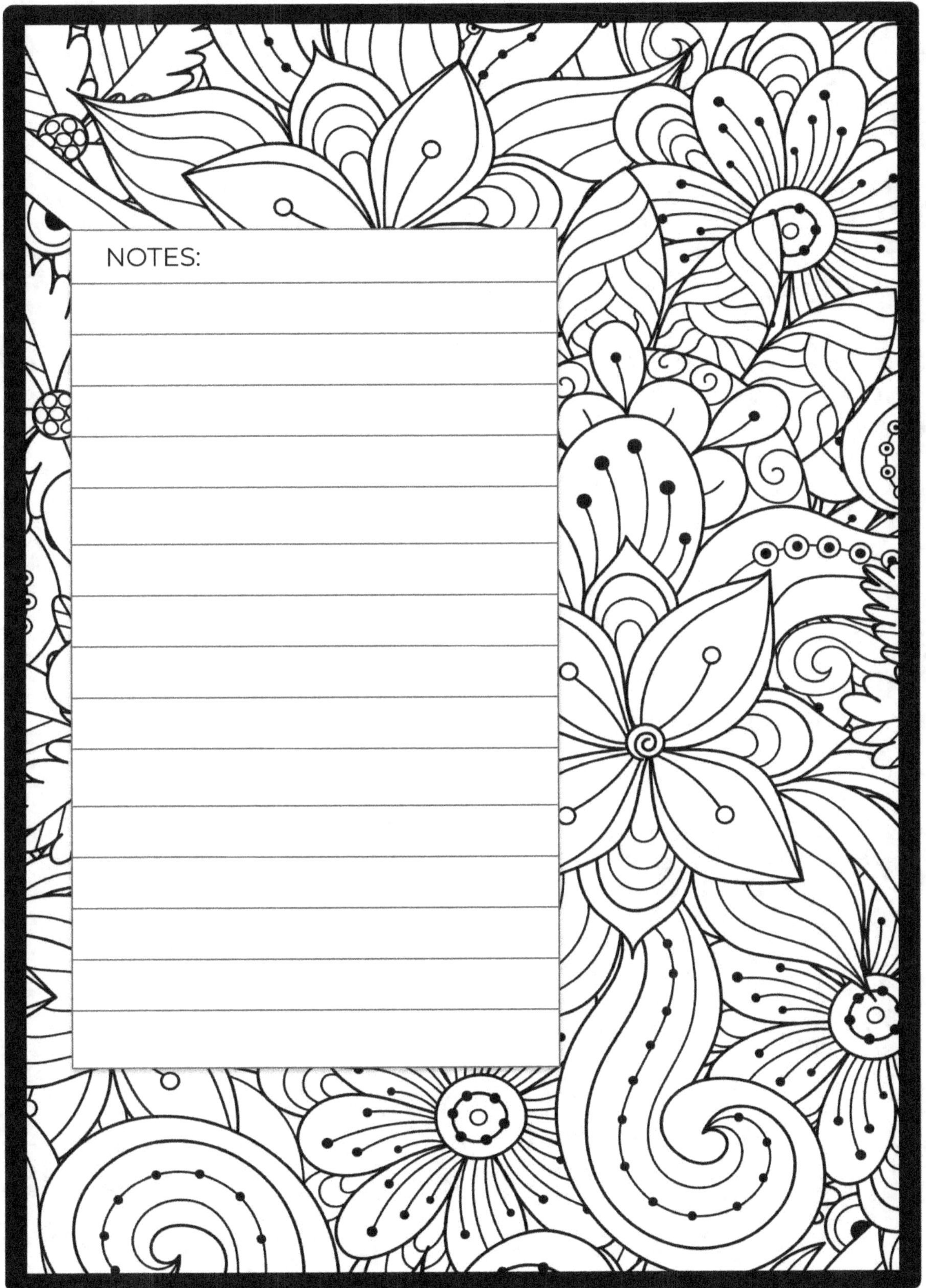
NOTES:

Blood Sugar Log

MONTH: _______________________

MY TARGET NUMBERS

Before Breakfast: After Meals:

Day	Breakfast Before	Breakfast After	Lunch Before	Lunch After	Dinner Before	Dinner After	Bedtime Before	Bedtime After	Exercise	I'm Feeling...
1									Y N	
2									Y N	
3									Y N	
4									Y N	
5									Y N	
6									Y N	
7									Y N	
8									Y N	
9									Y N	
10									Y N	
11									Y N	
12									Y N	
13									Y N	
14									Y N	
15									Y N	
16									Y N	
17									Y N	
18									Y N	
19									Y N	
20									Y N	
21									Y N	
22									Y N	
23									Y N	
24									Y N	
25									Y N	
26									Y N	
27									Y N	
28									Y N	
29									Y N	
30									Y N	
31									Y N	

Notes

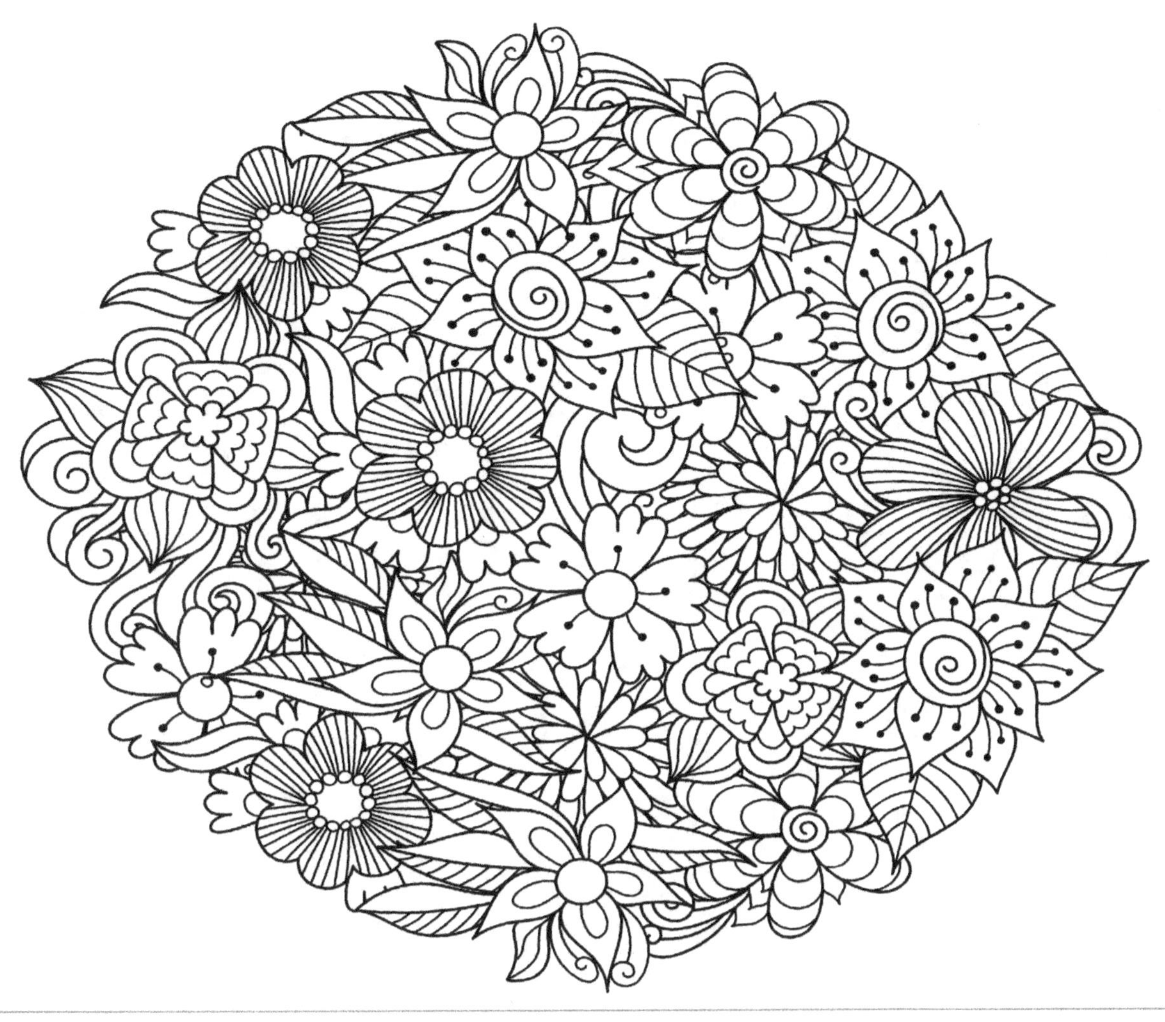

NOTES: